Vivre sans peur

Manuel de libération intérieure pour se préparer au monde qui vient

--

George Worell

Table des matières

Introduction 5

1ère partie : Un tour d'horizon des peurs les plus courantes..**9**

Aux racines de la peur : la mort vue comme néant 10

La pression sociale et la peur du qu'en dira-t-on 13

La peur de vivre sa vie 16

Les peurs liées à l'argent 19

La peur de la maladie 22

La peur du ridicule - du mal à être soi 25

2ème partie : Surmonter ses peurs........................**29**

Au-delà de la peur, la conscience éveillée 30

Comprendre le monde qui vient 33

Se reconnecter à l'Etre 36

Le vrai sens de la prière 39

Vous êtes le souverain de votre vie 42

Epilogue: s'affranchir des ombres 45

Introduction

« On a peur, on s'imagine avoir peur. La peur est une fantasmagorie du démon. »
Georges Bernanos

Le monde a peur. L'être humain a peur. Peur de manquer, peur de perdre ce qu'on a, peur de ne pas obtenir ce qu'on veut, peur de la solitude, peur de la maladie, peur du regard des autres, peur de ne pas être à la hauteur... La liste est sans fin. Et enfin, la peur ultime, celle qui englobe toutes les autres, la peur de la mort.

Les médias de masse dans leur ensemble contribuent à propager la peur, l'entretiennent savamment sous couvert d'informations, de conseils et de recommandations. Car c'est bien connu, la peur fait vendre. Elle fascine en même temps qu'elle paralyse les masses hébétées. Au besoin, cette peur peut être créée de toutes pièces, parfois en s'appuyant sur des éléments tangibles amplifiés et déformés à outrance, parfois ex-nihilo par une propagande inlassablement répétée.

Peu importe que l'objet de cette peur soit vrai ou non, qu'il soit scientifiquement fondé ou pas, qu'il ait même une quelconque existence préalable. Par la répétition et le choix judicieux de mots-clés, par une campagne au timing parfaitement orchestré, par un martelage permanent via les grands canaux de communication, cette peur atteindra les âmes les plus vaillantes et les plus aguerries - si elles acceptent de s'y soumettre.

Et c'est la que réside la clé de la libération de toutes formes de peur : par le choix délibéré et conscient de ne laisser entrer en soi que ce qu'on veut bien y admettre au préalable, et par l'étude systématique de toute information, par sa remise en question, même si elle nous est donnée par des « experts ». Surtout dans ce cas.

Trop de gens répètent ce qu'ils entendent, ce qu'ils voient et ce qu'ils lisent sans même y apporter une touche personnelle. Vous connaissez peut-être de telles personnes. Vous abordez un sujet et aussitôt, vous avez l'impression d'être devant votre poste de télévision.

« Ils ont trouvé ceci », « on a découvert que cela », « ils ont dit l'autre jour que »... « Ils » ? Qui ? Pourquoi ? Ce « ils » représente-t-il un bloc monolithique qui détiendrait la vérité ? Ces « experts » sont-ils à l'abri de tous soupçons ? N'existe-t-il pas quantité d'autres experts tout aussi savants que ceux à qui « on » veut bien donner la parole dans les grands médias ? Ont-ils des avis divergents ? Si oui, sur quelle base les écarte-t-on ? Et quid des conflits d'intérêts, du copinage, de l'appartenance aux mêmes cercles ?

Le monde va mal certes, mais pas forcément pour les raisons auxquelles « on » nous demande de souscrire. L'objet de ce court ouvrage est de vous aider à vous libérer de la peur en l'attaquant à sa racine, en l'explorant, elle et ce qui lui permet d'être et de s'immiscer dans nos vies, détruisant la paix de notre esprit et parfois des vies entières.

Je ne prétends nullement détenir la vérité absolue ni dire qui a tort ou raison. Mais trop parmi nous acceptent de céder à la peur, parfois à la panique, jusqu'à prendre des décisions irrationnelles uniquement basées sur ces peurs. Il y a urgence. Si nous ne redressons pas la barre, si nous ne recouvrons pas les clés de notre royaume intérieur, le monde s'enfoncera chaque jour un peu plus dans la peur et ses corollaires : la soumission à toutes les lois liberticides (« pour votre sécurité... »), la perte de notre libre-arbitre, de notre bon sens, de la joie toute simple de penser et de débattre librement, jusqu'à la perte de notre âme.

Qui aurait cru qu'un jour, les gens auraient même peur de se voir, de se retrouver, de s'embrasser, de se serrer dans les bras... pour ne pas mourir ? Allons amis humains, de grâce réveillez-vous ! Comprenez ce qui se trame et demandez-vous dans quel monde vous voulez vivre demain, quel monde vous voulez pour vos enfants. Ce livre s'adresse à quelques personnes éveillées ainsi qu'à ceux qui sentent que derrière tous les masques de peurs qu'on nous jette en plein visage, un autre chemin est possible, un chemin de sérénité, une voie de paix et de joie intérieures.

Pour cela, il nous faut repenser ce qu'est la vie et le but de notre présence sur Terre. Car oui, vivre ce n'est pas se barricader, se protéger de tout et par tous les moyens, faire des réserves insensées ou chercher à survivre au milieu du chaos. Vivre, c'est accepter que quoi que l'on fasse il y a un risque de mourir et accepter aussi, tout simplement, que tôt ou tard, quoi que l'on ait fait pour l'éviter, nous mourrons.

Mais ce n'est pas le plus important. Ce qui importe davantage c'est « comment » nous aurons vécu, ce que nous aurons partagé et appris, la contribution que nous aurons faite au monde. Cette peur moderne est le signe de notre égoïsme, de la perte du sens et de la mission spirituelle du fait d'être incarné, un oubli et un renversement complets des valeurs qui fondent l'homme.

Que ce modeste ouvrage vous ouvre la voie à une vie sans peur. On ne vit pas dans la peur. On survit péniblement, sans joie et sans chaleur.

1ère partie : Un tour d'horizon des peurs les plus courantes

Aux racines de la peur : la mort vue comme néant

« O mort, où est ta victoire? O mort, où est ton aiguillon? »
1 Corinthiens 15:55

La déchristianisation de l'occident a un corollaire immédiat : elle a supprimé un socle de valeurs sur lequel se fondait le quidam pour mener sa vie. Ce qui a pu apparaitre comme une libération s'est en même temps transformé en un nouvel enchainement à de nouvelles valeurs, moins spirituelles et plus terre-à-terre : le consumérisme, l'égocentrisme, la jouissance personnelle, les droits de l'homme désincarné, déraciné et sans mémoire.

Loin de moi l'idée de vous pousser dans les bras d'une religion. Mais il nous faut comprendre la racine ultime de toutes les peurs : la peur de la mort. La croyance ou la foi en un au-delà supprime cette peur. Certes, certaines religions conditionnent l'accès à cet au-delà à un comportement exemplaire selon tel ou tel livre, à un ensemble de règles et de préceptes à suivre et au respect de certains interdits. Libre à chacun de croire ou de ne pas croire à ces religions. Force est de constater cependant que ceux qui croient à une transcendance ont moins peur de la mort que ceux qui ne croient en rien. Ceux-ci, limitant la vie à leur corps, avec un temps limité, seront plus facilement malléables par la peur.

On a remplacé de nos jours et dans nos sociétés les concepts religieux d'obéissance, de foi, de compassion, de charité par de nouveaux concepts : la liberté, l'égalité, la fraternité, le droit de jouir sans entraves, le respect de l'autre, qui qu'il soit et quoi qu'il fasse, dise ou pense... Sauf dans certains cas, quand le libre-penseur est un mal-pensant, auquel cas il aura affaire aux libres-censeurs. Mais c'est un autre débat.

Le problème avec cette approche purement séculière de la vie est qu'elle est coupée de toute transcendance. Elle croit pouvoir circonscrire la totalité de la vie dans une approche matérielle, temporelle et centrée sur l'humain. Elle voit l'homme comme un élément accidentel et limité dans le temps, surgit du chaos atomique primordial et promis au néant. Ainsi, perdre sa vie c'est tout perdre. La peur peut s'installer.

Mais il n'y a pas que la peur qui profite d'un tel état d'esprit. La culpabilité et sa sœur jumelle, la culpabilisation, arrivent à grands pas. Le système, les médias et les bien-pensants vous le disent et vous le répètent : ce n'est pas seulement pour vous que vous devez faire ceci ou ne devez pas dire cela, c'est aussi pour les autres. Curieux paradoxe que ce système basé sur la prétendue liberté totale des choix de l'individu mais qui, en même temps, culpabilise tous ceux qui voudraient en user en dehors des clous tracés par ceux-là même qui orientent le vrai, le beau et le bien.

Alors, la mort ? Porte de sortie ultime du monde de l'être ? Faut-il se forcer à adhérer à une foi à laquelle on ne peut se résoudre à croire pour se libérer de la peur ? Non. Car de mort il n'y a pas. C'est un leurre, un de plus. Cela fait plusieurs décennies maintenant que des publications rédigées par d'éminents scientifiques - parmi lesquels au premier chef des médecins, des urgentistes, des réanimateurs, des neurologues, bref des gens de terrain - ont démontré que la vie ne s'arrête pas avec la mort du corps physique, que la conscience n'est pas logée dans cerveau, qui n'est qu'un simple outil le temps de notre incarnation. Et quand je dis *démontré* je veux dire démontré ! Une littérature abondante existe sur le sujet et si vous vous donnez la peine de chercher, vous trouverez.

Je le répète car c'est fondamental : la mort n'existe pas. Le néant non plus, sans quoi vous n'en seriez jamais sorti.

Etudiez le sujet, renseignez-vous, lisez. Faites-le vraiment si vous n'êtes pas convaincu car c'est la base. Sans cela vous aurez toujours peur et vous serez donc toujours manipulable par les marchands de peur - et les « remèdes » qui vont avec.

Une fois libéré de la peur de la mort, non par la foi mais par l'étude, quand vous savez, une fois pour toutes et au plus profond de vous-même que la vie ne s'arrête pas à la mort du corps, qu'en réalité vous êtes un être éternel, immortel et grandiose (nous y reviendrons), vous avez éliminé de votre vie la peur principale, la mère de toutes les autres peurs. Un sentiment de liberté et de joie inouïe vous enveloppe alors et il ne vous quitte plus. Vous entendez les marchands de sommeil vous demander de ne plus vivre pour « vous protéger » et « protéger les autres » et vous souriez doucement. Vous comprenez le jeu en coulisse et vous faites vos choix sur une base nouvelle, non pas dictée par la peur ou la culpabilité mais par ce qui vous semble être juste.

Plutôt que de réagir comme on attend que vous le fassiez, sous l'impulsion de l'émotion et de la panique, vous prenez du recul et le temps d'analyser calmement ce que vous entendez. Vous pouvez faire alors un choix éclairé. Vous passez de l'ombre à la lumière.

La pression sociale et la peur du qu'en dira-t-on

« *Repose-toi d'avoir bien fait, et laisse les autres dire de toi ce qu'ils veulent.* »
Pythagore

Je situe cette peur en second tellement elle est devenue fondamentale de nos jours. Je dis devenue car à une autre époque, quand les gens savaient qui ils étaient et qu'ils fondaient leur vie sur le socle de valeurs évoqué plus haut, ils avaient moins besoin d'être justifiés dans leurs choix de vie qu'aujourd'hui. Lorsque l'on sait qui l'on est, d'où l'on vient, ce qu'on veut, ce qu'on ne veut pas et où l'on va, on est forcément moins manipulable et moins soucieux du regard des autres.

Nous sommes aujourd'hui à l'heure de l'uniformisation du monde. Tout le monde est censé penser de la même façon, c'est-à-dire ne pas penser. Tout le monde doit avoir le même avis sur tout, c'est-à-dire ne pas avoir d'avis. Le bien et le mal nous sont dictés d'en-haut, non plus d'un en-haut transcendant mais pyramidal : ceux qui sont au sommet imposent les normes à la base.

La liste des sujets tabous s'allonge chaque jour et la répression est chaque jour plus féroce envers ceux qui refusent de s'aligner sur la doxa, à tel point que je ne peux même pas citer d'exemple dans un ouvrage destiné au grand public ! Nos ancêtres doivent se retourner dans leur tombe.

Pour se libérer de cette peur du regard, qui est en réalité le jugement des autres, il faut voir la vie comme un fleuve ou un ruisseau, toujours changeant et qui doit l'être. C'est ce qui fait qu'il est pur et vivant. De l'eau stagnante devient tôt ou tard un marécage. Pourquoi prends-je cet exemple ? Car les relations qui émaillent notre vie sont comme l'eau au sein d'un ruisseau. Certaines restent mais la plupart ne font que passer. Cela va mieux en le sachant et en l'acceptant par avance.

Le fait de l'accepter procure une libération. Vous n'avez plus peur de dire ce que vous pensez car vous n'avez plus peur de perdre la ou les personnes à qui vous vous adressez. Si elles vous jugent pour vos propos et qu'elles choisissent de couper les ponts, qu'il en soit ainsi. Bien sûr, vous n'allez pas dire tout et n'importe quoi n'importe comment. Vous pouvez user de psychologie et de diplomatie pour amener certains sujets, surtout s'ils sont tenus pour sulfureux ou non-orthodoxes. Mais nous n'avez pas à faire semblant d'adhérer à ce à quoi vous n'adhérez pas, ou à vous taire parce que vous penseriez mal.

Dites-vous bien qu'à chaque fois qu'une personne quitte votre vie, c'est que vous n'êtes plus alignés vibratoirement. Vous n'y pouvez rien. Cette personne à appris tout ce qu'elle avait à apprendre de vous et réciproquement. Inutile de vous quitter en mauvais termes, souhaitez-lui plutôt bonne chance et avancez sur votre propre chemin de vie.

Je vous conseille d'éviter les critiques stériles et les récriminations. Si vous avez quelque chose à dire à une personne, dites-le-lui calmement et courtoisement, mais directement et honnêtement, à elle et pas à une autre personne. La critique dans le dos vous soulage sur le moment mais elle vous bloque sur le long terme car cela signifie que vous portez toujours le fardeau de la relation sur vos épaules.

Même si les gens vous jugent et vous quittent car ils n'acceptent pas que vous pensiez par vous-même, même s'ils vous critiquent et médisent sur vous, laissez passer l'orage et soyez fier de ne pas vous rabaisser à leur niveau. Regardez droit devant vous et avancez. Tracez votre chemin.

Ne soyez pas celui qui dit quoi faire et fait le contraire. Soyez un exemple d'indépendance et vous impressionnerez et convertirez bien plus de monde que si vous vous contentez de récriminer dans votre coin. Si les gens vous rejettent pour ce que vous pensez, ce que vous dites, ce que vous faites ou ce que vous êtes, c'est que vous ne répondez pas aux canons modernes - ceux qu'on vous présente habituellement dans les médias.

Si c'est votre cas, faites le choix radical dès aujourd'hui d'être intègre. Vous avez le droit de penser différemment, n'en déplaise aux bien-pensants qui sont légion ! Attention toutefois à rester dans les limites imposées par la loi, suivant le sujet et le pays où vous vivez...

Pour citer mon cas personnel, j'ai beaucoup évolué au fil des ans dans ma façon de voir et d'aborder le monde. Sans surprise, j'ai perdu en route certaines personnes, d'autres sont arrivées... et c'est très bien ainsi. Vu l'ambiance actuelle et la façon dont la tyrannie de la pensée unique s'installe, il vaut mieux vous préparer à cela.

J'ai vu récemment des gens se déchirer dans des familles pourtant apparemment unies pour des raisons d'interprétation de l'actualité sanitaire pour ne pas en dire plus... C'est le problème en même temps que la chance de vivre à cette époque charnière : plus personne ne peut rester neutre. Au vu des pressions exercées H24 par la propagande, chacun doit, ou devra bientôt se positionner.

Vous choisirez librement votre camp bien sûr. Mais évitez de le faire par soumission au politiquement correct, sans vraiment y croire, comme j'ai vu certains le faire. C'est votre vie, c'est à vous de choisir.

La peur de vivre sa vie

« La peur de mourir résulte de la peur de vivre. Une personne qui vit pleinement est prête à mourir à tout moment. »
Mark Twain

Cela peut paraitre étonnant mais la plupart des gens ne vivent pas leur vie. Ils vivent la vie qu'on attend d'eux, la vie telle que la société, leurs parents, leur entourage, leur conjoint veulent qu'ils vivent. Combien sont-ils ceux qui vivent leurs véritables rêves d'enfant ? Ceux qui s'accomplissent chaque jour dans ce qu'ils font ? Ceux qui sont heureux de se lever le matin pour se mettre à la tâche ? Très peu en vérité.

Ce n'est pas tant qu'ils n'ont pas les moyens de le faire mais plutôt qu'ils sont tétanisés à l'idée de se lancer. La bien-pensance leur crie « Tu ne peux pas ! », « Ce n'est pas sérieux ! », « Ce n'est pas une façon de conduire sa vie ! », « Un homme responsable ne fait pas cela ! » Et ils s'arrêtent là. Celui-ci rêvait d'être peintre, il se retrouvera cadre dans une grande entreprise logistique, pressé comme un citron pour faire du chiffre. Celui-là aime les animaux, la musique ou la cuisine, il se retrouvera sur une voie de garage car « c'est là que sont les débouchés ».

Vivre sa vie comme on la conçoit, en écoutant et en respectant ses propres valeurs, ses désirs et ses envies, ses besoins fondamentaux, l'appel de son cœur, n'est pas donné à tout le monde. Il faut une grande indépendance d'esprit d'une part et une connexion forte avec son âme d'autre part.

Vous pensez peut-être que c'est plus une question d'opportunités, de moyens ou de chance mais en réalité c'est davantage une question de courage. Bien sûr qu'il semble plus facile pour un riche héritier de faire ce qu'il veut, n'ayant pas à se soucier de son gagne-pain quotidien. Mais ce n'est pas forcément le cas. Bien souvent, la facilité ne mène qu'à une vie d'excès sans joie, une vie de débauche sans frein. Combien de stars ou de gens « de la haute » consomment de la drogue et partent dans des dérives sans fin ? C'est que le monde matériel n'est pas tout et qu'il n'est même rien s'agissant du bonheur et du véritable bien-être, le bien-être intérieur.

Pour vivre sa vie tel qu'on l'entend, il faut se jeter à l'eau, sans garanties, parfois sans moyens, contre l'avis des autres bien souvent, de ceux qui vous prédisent l'échec et tentent de vous raisonner.

Il y a deux types d'approches quand on veut radicalement changer de vie :

- La première consiste à planifier ce que l'on veut atteindre en tenant compte de sa situation du moment. On établit un plan de bataille tel que faire une formation, s'inscrire à l'université, mettre de l'argent de côté, trouver des financements, déménager, etc. Puis, à force de volonté, on gravit petit à petit chaque marche qui nous mène de notre point A actuel au point B désiré. Cette approche conviendra à ceux qui sont plus rationnels, qui ont besoin d'un minimum de sécurité et qui veulent tout maitriser durant le processus.

- La seconde consiste à tout plaquer et à se jeter dans le vide. Au besoin, on démissionne, on vend tout ce qu'on possède, on quitte son conjoint, ses repères, son pays parfois, bref on traverse le pont et on le brûle derrière soi. Cette approche est plus risquée au premier abord mais elle convient à ceux qui sont prêts, qui sont connectés à leur âme, à leurs guides spirituels, qui font entièrement confiance en la Source, Dieu ou tout autre nom qu'on Lui donne. Elle produit des résultats rapides et radicaux mais il faut une grande foi en soi et en la vie pour abolir ses peurs bien humaines devant un tel saut dans l'inconnu.

Si vous êtes tenté par un grand changement dans votre vie, si votre situation actuelle ne vous convient plus, quelle qu'elle soit (travail, couple, logement ou votre vie dans son ensemble) alors envisagez de tout changer en choisissant votre approche. Mais faites-le.

Trop de gens font des dépressions, parfois jusqu'au suicide plutôt que de changer de vie. C'est que cela fait peur. Mourir à son ancien moi pour en rebâtir un nouveau est une forme de deuil que peu sont prêts à vivre, quitte à en mourir. Paradoxe et étrangeté de l'être humain ! On retrouve bien sûr ici encore la peur de la mort, non plus physique ou sociale, comme vu précédemment, mais égoïque. Si l'on n'a plus ses repères, si l'on ne peut plus se plaindre de son patron ou de son conjoint, si l'on a plus sa souffrance rassurante avec soi, que nous reste-t-il ? Rien, si l'on a entièrement fondé le sens de son identité sur sa vie extérieure.

C'est ici que la spiritualité entre en jeu. Comprendre et savoir au plus profond de soi que ce que l'on vit en tant qu'être incarné n'est qu'une infime partie du grand jeu cosmique permet de relativiser chaque épreuve et donne le courage de radicalement tout changer si l'on sent qu'il le faut.

Il ne s'agit pas de fuir ici, car la fuite se situe bien souvent dans le maintien du statu quo contrairement à une idée reçue. Il s'agit au contraire d'avancer, d'évoluer à son rythme, tel qu'on l'entend pour une vie nouvelle, plus riche, plus gratifiante et oh ! combien plus instructive.

Les peurs liées à l'argent

« Les seuls problèmes que l'argent peut résoudre sont des problèmes d'argent. »
Kin Hubbard

Dans la lignée de ce qui précède, on peut dire que les peurs liées à l'argent sont à la racine de beaucoup de maux. Il y a plusieurs types de peurs à ce stade :

- La peur de manquer, réelle ou fantasmée. Contrairement à ce que l'on pourrait penser, elle ne touche pas que les pauvres, ceux qui ont du mal à boucler leurs fins de mois. De nombreuses personnes relativement aisées comptent le moindre sou et angoissent à l'idée de manquer dans le futur. Peu importe l'argent qu'elles possèdent réellement, elles n'en ont jamais assez et elles éprouveront des craintes quel que soit le niveau de leurs comptes en banque.

- La peur de perdre ce qu'on a. Cela touche essentiellement ceux qui ont de l'argent, des biens matériels et des objets de valeurs. Ces gens-là ne sont pas dans le besoin, n'ont pas spécialement peur de manquer car ils ont un capital suffisant pour voir venir mais ils ont peur de le perdre. Ils surveillent leurs placements et leurs actions jour et nuit, font assurer tout et n'importe quoi et surprotègent leurs biens par crainte qu'on les vole.

- La peur de ne pas être considéré sans argent. Ces personnes mettent leur identité et leur conception d'une vie réussie dans le fait d'avoir mais surtout d'afficher un train de vie dispendieux. Ce trait de caractère peut conduire l'individu à vivre au-dessus de ses moyens, à escroquer les autres et la société et à s'endetter pour s'assurer ce qu'il croit être la vie idéale.

- L'envie et la jalousie. Certaines personnes ne supportent pas que les autres aient plus qu'eux. S'ils rencontrent un voisin qui a une voiture plus grosse que la leur, ils prennent cela comme un affront personnel, presque une provocation. Ils ne vivent que par comparaison aux autres, ne sachant pas réellement qui ils sont ni ne connaissant leur valeur propre.

Toutes les peurs liées à l'argent ont un point commun : elles surévaluent le monde matériel et lui accordent une importance démesurée, une importance qu'il n'a pas. Si votre seul but dans la vie est d'amasser et d'obtenir toujours plus d'argent et de biens, vous n'en aurez jamais assez et ne serez jamais contentés. L'argent est utile mais dans la limite de ce qu'il peut nous procurer intérieurement. Et cela est très limité.

Vous pouvez être malheureux au volant d'une Porsche dernier modèle et très heureux à vélo. Bien sûr, pouvoir s'offrir ce dont on a réellement besoin - un toit, des vêtements décents, une alimentation saine - est important mais la plupart des soi-disant besoins du monde moderne sont des besoins artificiels créés par les grandes entreprises et les pros du marketing pour nous maintenir en esclavage. Ils préfèrent largement vous voir endettés pour des produits « indispensables » totalement inutiles que libres et heureux sans tous ces gadgets.

Pour vous libérer de ces peurs, si vous vous êtes reconnus dans les quelques cas exposés plus haut, changez de philosophie quant à ce qui est réellement important dans la vie. Tournez-vous vers la spiritualité, reconnectez-vous avec la nature, méditez. De même, soyez créatif : peignez, jouez de la musique, écrivez, composez, faites de la poterie. Une activité créatrice vous ramène à l'essentiel qui n'est pas d'acheter, d'accumuler, de collectionner ou d'amasser mais de donner.

Certains trouvent leur équilibre en devenant bénévoles pour une association, en ouvrant un blog ou un site qui contribuera à répandre des idées saines ou en s'investissant dans la vie de leur quartier. Il y a mille choses à faire pour se sentir vivant.

Consommer ce que produisent les autres sans rien produire vous-même ne peux vous procurer l'épanouissement. En vous concentrant davantage sur l'être et sur le faire plutôt que sur l'avoir et sur le jouir, les peurs illusoires liées au monde de l'argent s'évaporeront comme par miracle. Comme pour toutes les peurs, il faut aller à la racine pour les éradiquer.

Faites le point honnêtement sur vos besoins réels et sur ce que vous possédez. Manquez-vous réellement de l'indispensable ?

Avez-vous trop de biens ? L'argent est-il pour vous un souci et une source de stress ou, au contraire, êtes-vous totalement détaché à l'idée de tout perdre ? Cela, c'est la liberté ultime.

Peu importe ce que vous possédez sur une échelle de zéro à l'infini, si vous pouvez tout perdre sans vous perdre vous-même, si vous savez profiter des cadeaux de la vie sans peur de les voir disparaitre demain, vous êtes libre. Et sans cette liberté, vous ne pouvez être en paix, même avec des milliards de côté.

On voit chaque jour les puissants de ce monde, possédant plus que des pays entiers, fourbir des coups fourrés pour s'enrichir encore plus et contrôler le monde. C'est que l'argent ne suffit pas. Ceux qui en ont tellement qu'ils ne savent plus qu'en faire veulent ensuite satisfaire leur ego en dominant tout et tout le monde. C'est la racine du mal qui ronge notre planète actuellement.

Je plains énormément ces gens qui ont perdu leur âme dans ce monde matériel et qui sont la cause de tant de souffrances. Je préfère mille fois vivre modestement et être libre et en harmonie avec le monde.

La peur de la maladie

« Mourir en bonne santé, c'est le vœu le plus cher de tout bon vivant bien portant. »
Pierre Dac

Celle-ci est un gros morceau. Pour être explorée de fond en comble, elle demanderait un ouvrage entier, de plusieurs centaines de pages, ce qui n'est pas le but de ce court ouvrage destiné en premier lieu à vous procurer certains éléments de réflexions pour vous aider à abandonner vos peurs. De plus, son étude approfondie nous entrainerait à la limite du politiquement correct, non pas que j'ai peur de m'y aventurer mais je doute que la plateforme sur laquelle vous avez trouvé ce livre me permette de l'y maintenir.

Je dirai toutefois brièvement ceci : la peur de la maladie est une peur savamment orchestrée et entretenue par une poignée de lobbies très puissants qui ont tout intérêt à vous maintenir non seulement dans la peur de la maladie, mais dans la maladie elle-même. Comprenez-vous ? Je sais que cela peut choquer au moment où j'écris ces lignes et où des nombreuses personnes se précipitent vers des solutions miracles pour résoudre un problème... créé par les mêmes ? Je pose la question.

Quoi qu'il en soit, dites-vous une chose : l'état normal de l'être humain est la santé. Le corps humain possède un système immunitaire incroyable, véritable prodige de la nature capable de se maintenir en parfait état de fonctionnement dans des conditions normales et... si on le laisse faire. De même le corps, les émotions et le mental forment un tout harmonieux qui ne peut être séparé pour expliquer un dysfonctionnement. Chaque aspect influe sur la totalité de l'être.

Je ne vous dis pas ce que vous devez faire ou choisir si vous êtes malade ou même si vous ne l'êtes pas, ou encore si vous l'êtes sans le savoir - asymptotique comme on dit de nos jours... Mais sachez que la peur d'attraper une maladie dans le futur n'a aucun sens. Une hygiène de vie correcte, physique et mentale, vous maintiendra en bonne santé. Les maladies sont des signaux qui vous sont envoyés quand vous n'êtes plus alignés sur votre âme. Ce ne sont pas des ennemis mais des compagnons sur le chemin de votre évolution.

Sachez de même qu'il existe de nombreuses voies thérapeutiques naturelles et respectueuses de votre corps pour vous guérir. Bien entendu, cela ne convient pas à l'industrie pharmaceutique, cette industrie si influente et si généreuse dans les milieux politiques.

La peur de la maladie est intimement liée à la peur de la mort et je vous suggère de commencer par cette dernière. Si vous savez que vous ne mourrez jamais en réalité, vous n'êtes plus prêt à abdiquer toute forme de bon sens et de liberté pour survivre à tout prix - même avec de graves séquelles ou en prenant le risque de vous empoisonner. Vous vivez sereinement et acceptez une maladie éventuelle comme un simple signal de votre âme qu'il vous faut écouter.

Le monde va terriblement mal actuellement du fait que les gens sont terrorisés à l'idée de tomber malade. Peut-être que certaines « épidémies » seraient invisibles sans le matraquage médiatique incessant qu'on nous impose.

Je ne m'attarderai pas particulièrement sur cette peur dans cet ouvrage principalement pour deux raisons :

- Le contexte actuel donne lieu à des réactions exacerbées au-delà de toute rationalité et de tout bon sens. J'ai vu autour de moi des débats surréalistes où des gens pourtant intelligents, avec un niveau d'étude élevé, répétait bêtement des arguments préfabriqués par les médias et se trouvaient incapables de répondre à quelques arguments simples autrement que par l'utilisation du mot fourre-tout « complotiste ».
- Cela est inutile. Au point où en sont les choses chacun a déjà choisi dans son for intérieur la direction dans laquelle il allait s'engager. Beaucoup ont cédé à la peur qu'on leur a injecté, jour après jour, patiemment et savamment. Et il est très difficile d'admettre qu'on s'est trompé et qu'on a été trompé.

D'un point de vue spirituel, je pense que l'époque unique que nous traversons constitue une sorte de test, un grand tri entre les gens prêts à s'éveiller en lâchant l'illusoire sécurité que paraissent procurer les grandes instances internationales et les experts en tous genres - et les autres.

Je ne juge personne. Cette époque est prévue et annoncée depuis longtemps. Mais je suis tout de même surpris de voir certaines personnes, notamment religieuses, bien au fait de certains passages bibliques sur la « marque de la Bête » et qui ne font aucun lien avec ce que nous traversons...

J'espère cher lecteur que vous me pardonnerez ces digressions personnelles, pas très orthodoxes dans un guide pratique mais puisque tous les repères volent en éclat, alors innovons et réinventons la façon dont est censé fonctionner le monde !

Je vous invite cher lecteur, quel que soit votre approche du problème, à éteindre votre télé et à vous renseigner par vous-même. Internet est encore accessible et regorge d'informations sérieuses et vérifiables, contrairement à ce qu'on entend trop souvent.

Tournez-vous également vers la prière, même si vous ne l'avez jamais fait, et profitez de cette fenêtre évolutive sans précédent pour faire un saut quantique intérieur. C'est dans les crise majeures qu'on découvre les autres et, plus important, qu'on apprend à se connaitre soi-même.

Nous sommes dans un tel moment et, malgré les ombres qui se projettent sur Terre, cela est parfait.

La peur du ridicule - du mal à être soi

Qu'est-ce que le ridicule ? La Larousse le définit ainsi :

- Dont on est porté à rire, à se moquer : Je trouve cette mode ridicule.
- Qui est peu sensé, déraisonnable : C'est ridicule de se mettre dans des états pareils.
- Qui est insignifiant, dérisoire : On lui a proposé un prix ridicule de sa vieille voiture.

La peur d'être ridicule c'est donc la peur d'être l'objet de moqueries du fait d'un comportement insensé. Mais par rapport à quels critères ? La façon d'être au monde d'un individu sera considérée parfaitement normale à une certaine époque et en un certain lieu et ridicule voire condamnable ailleurs et en un autre temps. « Autre temps, autres mœurs ».

Certains individus ont un caractère expansif, le verbe haut, une tendance à accompagner chaque parole de grands gestes et de mimiques tandis que d'autres sont réservés, discrets et sobres dans leur expression. L'un est-il plus ridicule que l'autre ? Non. Quand quelqu'un obéit à sa nature sans essayer de paraître ce qu'il n'est pas, cela passe tout seul. C'est quand on veut sur-jouer un « autre », quand on veut tricher avec sa nature profonde qu'on se heurte parfois à des situations où l'on se ridiculise.

Mais le sens du ridicule est d'abord un sentiment avant d'être un fait objectif. Il existe des cas où effectivement on peut se sentir ridicule du fait de s'être mis dans une situation où les moqueries ne manqueront pas. Mais telle personne se sentira couverte de honte là où une autre, dans les mêmes circonstances, n'éprouvera qu'une brève gêne passagère. « Le ridicule ne tue pas », dit-on encore. Non seulement il ne tue pas mais il peut être utilisé pour devenir plus fort.

Là où le bât blesse c'est quand on se sent ridicule d'être différent, sans autre motif que celui-ci. Le sens du ridicule est alors associé à de l'auto-culpabilité, celle ne pas faire partie du troupeau, d'être en marge de la masse. Mais c'est oublié que la masse, c'est le nivellement par le bas. Si tout le monde s'accorde sur un sujet, est-il vrai pour autant et surtout, est-il vrai pour vous ? En quoi n'auriez-vous pas le droit de penser, de croire et au final d'exposer des vues différentes de celles couramment admises ?

C'est que le bien-pensant, cette espèce si répandue, ne tolère pas qu'on vienne lui présenter autre chose que ce qu'il s'attend à recevoir. Son confort intérieur, quand bien même ne serait-il fait que de conceptions prémâchées, est tout aussi important que son confort extérieur. Ne venez pas l'embêter avec des théories farfelues (si elles dévient de celles couramment admises, elles le sont *forcément*), même si vous avez des arguments - surtout dans ce cas. Vous le forceriez à réfléchir par lui-même, à remettre en cause toutes ses croyances si patiemment *ingurgitées* (et non pas élaborées après comparaisons et réflexions) et cela, le bien-pensant ne le veut pas et ne le supporte pas.

Un des moyens de vous régler votre compte est alors la moquerie et le rabaissement. Comment pouvez-vous penser une chose pareille ? Mais vous êtes idiot ! Comment pouvez-vous même douter de ce qu'on vous dit à tel ou tel sujet ? Mais vous êtes malade ! Et même, si le sujet comporte une forte charge émotionnelle, vous êtes un monstre !

Que faire alors, cher lecteur ? C'est simple, la réponse est dans l'Evangile :

« Ne donnez pas les choses saintes aux chiens, et ne jetez pas vos perles devant les pourceaux, de peur qu'ils ne les foulent aux pieds, ne se retournent et ne vous déchirent. »
Matthieu 7:6

Nous avons vu dans le chapitre sur la pression sociale que vous devez vous faire un point d'honneur d'être une personne intègre, que vous n'avez pas à faire semblant d'adhérer à des vues qui ne sont pas les vôtres, uniquement pour être accepté et ne pas être ostracisé. Mais vous pouvez dire ce que vous pensez de manière subtile, en tenant compte de la personne qui se trouve en face de vous. D'une manière générale, ne révélez pas de but en blanc ce que vous pensez et croyez, surtout si cela peut heurter votre interlocuteur car alors, non seulement n'entendra-t-il rien de ce que vous voulez lui transmettre mais il se retournera contre vous pour vous déchirer.

Semez quelques graines si la personne en vaut la peine - hé oui...-, si elle vous semble ouverte, intelligente et susceptible d'évoluer. Sinon, ne perdez pas votre temps, votre paix intérieure et votre énergie à tenter de convaincre des imbéciles, de ceux qui vous ridiculiseront à grands renforts de médisance sans jamais voir qu'ils sont eux-mêmes ce qu'ils dénonceront chez vous.

2ème partie : Surmonter ses peurs

Au-delà de la peur, la conscience éveillée

« Maintenant a lieu le jugement de ce monde ; maintenant le prince de ce monde sera jeté dehors. »
Jean 12:31

Nous n'avons brossé ici qu'un bref portrait des peurs qui assaillent les individus, peurs savamment entretenues comme nous l'avons vu. Nous avons vu aussi que la racine de toutes les peurs est la peur de la mort, sous une forme ou sous une autre. Mais quid du remède ? Existe-t-il un dénominateur commun à l'antidote de la peur, un remède universel contre elle en quelque sorte ? Oui et il implique une remise en cause de tout ce qu'on croit savoir et une évolution intérieure radicale : s'éveiller.

S'éveiller à quoi ? Serions-nous donc endormis ? En vérité, la plupart des gens avancent dans la vie comme hypnotisés, sans avoir vraiment jamais conscience de qui il sont, de ce pourquoi ils sont ici, d'où ils viennent et où ils vont. Ils déambulent à travers les ans, font ce qu'ils sont censés faire, disent ce qu'ils sont censés dire et pensent ce qu'ils sont supposés penser. Ils vivent dans une matrice créée et imposée par d'autres et ne soupçonnent même pas qu'ils voient le monde à travers un filtre que certains ont plaqué devant leurs yeux.

Quand on accepte cela, par conformisme, paresse intellectuelle et peur d'être différent, on en vient à tout accepter, y compris d'être muselé dans son expression, sa parole et même... physiquement. Il est impossible d'être consciemment éveillé et de brader sa liberté, quel qu'en soit le prix. S'éveiller à la réalité, voir les choses telles qu'elles sont et non comme d'autres voudraient qu'on les voit c'est donner la première place à l'Etre, à l'intégrité et à la vérité.

Alors l'éveil, qu'est-ce que c'est ? Comment l'atteint-on ? Et d'abord, s'éveiller à quoi ? S'éveiller, c'est voir la lumière derrière le théâtre d'ombres, visiter les coulisses derrière le décor en carton-pâte du monde, quitter la matrice artificielle pour découvrir la réalité, qui tient essentiellement en deux points :

- La réalité magnifique de qui l'on est vraiment, à savoir un être issu du divin, au libre-arbitre divin total et promis à une destinée divine.
- La réalité tragique du monde actuel, celui-là même dans lequel nous vivons actuellement et qui est une zone de combat entre la lumière et les ténèbres.

Vous avez sans doute remarqué que ce monde magnifique, aux richesse naturelles extraordinaires, avec sa faune et sa flore resplendissantes et ses paysages à couper le souffle est en même temps un lieu de guerres, de maladies, de désastres, de conflits perpétuels, de souffrances indicibles parfois, de manipulations, de contrôle et j'en passe. C'est comme si une main invisible faisait tout pour que jamais l'homme ne trouve la paix, comme si la liberté, la santé, le bonheur simple qui devrait être le lot de chacun ne puissent être atteints.

Comment expliquer cela ? Cela vient-il simplement des hommes ? Mais la plupart d'entre eux ne demandent pas mieux que de vivre bien, sereinement et en harmonie avec les autres et la nature. Oui mais... Ceux qui tiennent et tirent les ficelles du monde ne l'entendent pas de cette oreille. Ceux qui ont le pouvoir n'en ont jamais assez. C'est comme s'ils devaient rendre des comptes à un supérieur hiérarchique dont la soif de sang, de malheur et de peur est insatiable.

Libre à vous de croire ou non à la mainmise d'une puissance occulte s'appuyant sur un réseau d'élites qui dirige ce monde mais si le sujet vous intéresse, je vous invite à creuser car il y a beaucoup à découvrir. En attendant, sachez que si vous donnez toute votre confiance au « système » pour vous guider et vous protéger, vous en serez pour vos frais. Ceux qui sont éveillés à cette réalité ne peuvent jamais revenir en arrière.

Si je vous parle de cela, c'est que l'éveil au monde divin est un corollaire à l'éveil au monde démoniaque. Là où les puissances du mal imposent, ordonnent, taxent, musèlent, séparent, hurlent et mentent, les puissances lumineuses du monde divin laissent le libre-choix, incitent doucement, chuchotent, envoient des signes, ne demandent rien, n'exigent rien. Le libre-arbitre vient de Dieu. On peut tout vous prendre, jusqu'à votre vie mais rien ni personne ne peut vous enlever votre libre-arbitre. Le diable lui-même ne peut vous imposer ce dont vous ne voulez pas. C'est tout l'enjeu de la vie ici-bas.

Vous ne pouvez être éveillé et avoir peur. Vous pouvez ressentir parfois de petites craintes passagères, comme des périodes de doute, mais les grandes peurs humaines courantes sont derrière vous. Sans cet éveil à la réalité du monde, à ce qui se joue réellement ici-bas, vous êtes facilement manipulable et le principal outil de manipulation est la peur.

Eveillez votre conscience, n'écoutez plus le grand bruit du monde, coupez-vous des médias mainstream, lisez beaucoup, faites des recherches sur ceux qui tirent les ficelles et cette compréhension sera comme une révélation qui vous rapprochera de Dieu et vous libérera de l'emprise du mal, en même temps que de la peur.

Je ne peux rentrer ici dans trop de détails mais je sais que pour ceux qui sont prêts, vous découvrirez ce qu'il y a à découvrir très bientôt. Le chemin de l'éveil est toujours le même. C'est la fameuse pilule rouge. Ceux qui sont prêts à la prendre ne peuvent jamais revenir en arrière. Cela peut paraitre intimidant de prime abord mais croyez-moi, vous avez beaucoup plus à gagner qu'à perdre.

Comprendre le monde qui vient

« Ainsi, parce que tu es tiède, et que tu n'es ni froid ni bouillant, je te vomirai de ma bouche. »
Apocalypse 3:16

A force de vivre dans une société conformiste aux seules vues matérialistes, nous en sommes venus à croire que le but de la vie consistait à vivre dans le confort, à consommer, à épargner, à préparer notre retraite et à léguer du capital à nos enfants. Nous avons complètement perdu de vue le but spirituel de la vie, ses valeurs fondamentales et la raison de notre présence ici. Aujourd'hui, nous sommes en train de les redécouvrir et de manière violente.

Le monde ancien est mort. Quoi que vous fassiez, que vous obéissiez sagement ou non aux recommandations gouvernementales, plus rien ne sera jamais comme avant. Il nous faut tirer un trait sur la société post-seconde guerre mondiale, une société consumériste avec ses valeurs « humanistes » qui en réalité ont enchaîné le monde et l'ont soumis aux diktats d'une poignée d'oligarques voraces et sans scrupules.

Si vous en doutez, ce n'est pas moi qui le dis mais ces élites elles-mêmes. Par exemple, le président fondateur du World Economic Forum de Davos, Klaus Schwab, dans son ouvrage *The Great Reset*, annonce clairement la couleur :

« Beaucoup d'entre nous se demandent quand les choses reviendront à la normale », écrit Schwab. « La réponse courte est : jamais. »

C'est clair ? Ce personnage annonce la couleur sans ambages. L'élite mondiale a décidé de passer au monde d'après et cela se fera d'une façon ou d'une autre, soit selon leur plan, soit selon le nôtre si nous choisissons de nous réveiller et de ne pas laisser ce plan s'accomplir.

Ce qui est frappant, c'est que l'époque que nous vivons actuellement est annoncée depuis longtemps dans différents textes spirituels et religieux. Cette époque correspond à l'Apocalypse biblique ainsi qu'au Kali-Yuga, l'âge de Fer ou « âge des ténèbres » de la cosmologie hindoue. Nous constatons un assombrissement général, une inversion des valeurs, la mise en place d'une société de contrôle total, toutes choses prophétisées et qui correspondent à ce que nous voyons se mettre en place chaque jour un peu plus.

Nous ne sommes qu'au début de ce processus mais nous le vivrons d'autant mieux que nous ne nous laisserons pas influencer par l'arme principale dirigée contre nous pour mieux nous soumettre : la peur. La bonne nouvelle est qu'après cette période de chaos, un âge d'or suivra. Cela aussi est prophétisé. En effet, le mal sert toujours le bien selon le plan divin.

Nombreux sont ceux qui se laisseront entraîner dans cette spirale infernale et céderont - par peur - aux injonctions du mal, prétextant en le pensant sincèrement qu'ils « n'ont pas le choix ». C'est totalement faux bien sûr. Un être humain a toujours le choix, quelles que soient les pressions, les menaces ou les conséquences réelles ou supposées.

Le monde d'après est pour le éveillés et pour les téméraires, ceux qui placent leur nature divine au-dessus de tout le reste. Ceux-là sont le terreau sur lequel se rebâtira un monde nouveau, une société reposant sur des bases saines et régénérées. Pour les autres, un nouveau cycle recommencera. Les âmes jeunes ont besoin de plus de temps pour s'éveiller et s'accomplir que celles ayant accompli un long chemin.

Pour passer au mieux cette époque de transition, il nous faut échanger un ancien paradigme contre un nouveau, établir une nouvelle hiérarchie des valeurs, nous détacher du monde matériel, du moins ne pas lui accorder la première place. Seriez-vous prêt à tout perdre pour ne pas perdre votre âme ? Si ce n'est pas le cas, attendez-vous à de sérieuses secousses. Ceux qui s'accrochent au monde ancien finiront par tout perdre de toutes façons, ayant en plus bradé leur liberté et leur dignité.

L'heure n'est plus à la tiédeur, à l'hésitation, aux tergiversations, aux « oui mais ». L'heure est à la transformation radicale, au grand saut dans l'inconnu, à la perte de tous nos repères, au lâcher-prise et au courage de faire confiance au plan divin pour notre vie et pour notre monde.

Plonger dans la réalité, dans la vérité c'est accepter de mourir à l'homme ancien, être capable de remettre en question tout ce que nous avons appris, tout ce qu'on nous a dit car la plus grande partie de ces enseignements sont éloignés de toute sagesse et reposent sur des mensonges.

Se reconnecter à l'Etre

« La vie est un pont, traverse-le, mais n'y fixe pas ta demeure. »
Sainte Catherine de Sienne

Vous êtes de passage sur cette Terre. Nous le sommes tous. Mais la plupart des gens vivent comme s'ils l'avaient oublié ou que cela ne comptait pas. Ils ne veulent pas y penser sauf pour préparer leur succession. Même ceux qui ont une religion et donc une foi en un au-delà font souvent des choix de vie qui ne correspondent pas à cette croyance.

Quand je parle de se reconnecter à l'Etre, qu'entends-je par-là ? L'Etre avec une majuscule, qu'est-ce que c'est ? L'Etre est cet Esprit que nous avons tous en commun, la Conscience universelle qui sous-tend toute existence, ce que d'aucuns appellent Dieu, l'Energie primordiale, la Source et une multitude d'autres noms. C'est la Cause, l'Essence de toute chose qui existe avant la forme et au-delà de toutes formes de vie. L'Etre se situe en dehors de la dualité du monde, Il est l'unicité absolue et la vérité ultime.

Quand nous nous concentrons sur le monde physique et que nous nous laissons illusionner par nos sens, nous sommes soumis à la peur, à la dépression, au manque, aux limitations de toutes sortes, à la maladie et au jugement. Nous avons toutes sortes de besoins à combler pour donner du sens à notre vie, besoin de reconnaissance, besoin d'être aimé, besoin d'être accepté. Nous comptons sur le monde et les autres pour nous apporter ce qui nous manque à l'intérieur. Nous sommes souvent déçus et le moindre aléa peut nous terrasser.

Au contraire, quand nous remettons les clés de notre monde intérieur à l'Etre, à la Source immuable d'amour, de paix et de joie, nous ne sommes jamais déçus et immédiatement comblés, en tout temps et quelle que soit la situation extérieure. Nous avons trouvé le centre de gravité et d'équilibre en nous et même au milieu des remous, nous pouvons nous maintenir à flots. Rien ni personne ne peut nous ôter ce que nous recevons de cette Source quand nous lui sommes connecté.

Aucune vie n'est exempte d'épreuves, qui sont comme des entailles dans la roche pour vous permettre d'atteindre le sommet. Mais ce ne sont pas les épreuves qui importent, c'est la façon dont vous les abordez. Si vous marchez main dans la main avec le monde divin, vous supporterez celles-ci bien plus facilement et rebondirez bien davantage. C'est le plus grand trésor que vous puissiez obtenir, beaucoup plus précieux que tout l'argent du monde.

Mais comment faire pour ressentir cela, pour se connecter à l'Etre, pour ne jamais se sentir seul même au milieu des pires épreuves ? La bonne nouvelle est qu'il n'y a rien à *faire* de spécial car c'est déjà là. Vous n'êtes pas, vous n'avez jamais été déconnecté de la Source et vous ne le serez jamais. Si cela arrivait vous seriez dissous dans le néant sur-le-champ. Mais cela est impossible. Vous et l'Etre n'êtes qu'un.

Le problème vient de l'égo, du mental qui se croit séparé du reste de la création et qui est en lutte contre elle, cherchant à se protéger du monde, des autres, des maladies, de la pénurie alors que rien de tout cela n'existe réellement. Bien que cela puisse paraitre étrange à certaines personnes, ce monde n'existe pas en tant que tel, il n'est qu'une projection, un théâtre d'ombre, une illusion certes à la peau dure, mais une illusion tout de même.

Vous êtes maintenu dans cette illusion par toutes vos peurs, celles que vous acceptez comme étant réelles. Le jeu du « prince de ce monde » et de ses sbires est de vous maintenir dans ces peurs, de les alimenter voire de les créer de toutes pièces. La Terre est au centre d'un grand jeu cosmique, un lieu « d'affrontement » entre le Bien et le Mal. Pourtant le mal en soi n'existe pas, il est comme l'ombre qui ne peut exister sans la lumière. L'ombre disparait aussi vite qu'elle est arrivée et seule la lumière demeure car elle seule est réelle.

Cette planète magnifique qui nous offre sa faune, sa flore, ses paysages à couper le souffle est une scène où nous sommes venus expérimenter notre libre-arbitre, d'essence divine. C'est un laboratoire, une forge, un alambic d'où nous pouvons tirer la quintessence de notre Être ou nous perdre. C'est un labyrinthe sans carte d'où nous ne pouvons sortir que munis d'une boussole que nous possédons tous à l'intérieur de nous et qui est notre connexion avec l'Etre.

Celui-ci s'adresse à nous via notre intuition, notre sixième sens, par des voies invisibles mais bien réelles. Les petits enfants et les animaux entendent et obéissent à cette voix du moins tant qu'ils ne se font pas happer par ce monde et son cortège de peurs illusoires.

C'est à vous de choisir et vous n'avez que deux choix : écouter le bruit du monde qui veut vous entrainer au fond du gouffre ou donner votre cœur à l'Etre et vous échapper du tumulte et de la peur par le haut. La balle est dans votre camp. Elle l'a toujours été. Vous pouvez commencer à vous libérer maintenant, à cette seconde précise. Comment ? En le décidant et en le demandant, tout simplement. Cela vous parait peut-être trop simple et vous aimeriez une aide, un mode d'emploi ? Bien sûr, ainsi est l'humain...

Nous allons voir cela à présent.

Le vrai sens de la prière

« Prier n'est pas demander ; c'est une aspiration de l'âme. »
Gandhi

La prière est trop souvent associée dans l'imaginaire collectif à la religion, à la bigoterie, à une chose du passé liée à des superstitions. Or c'est bien plus que ça. Prier, ce n'est pas uniquement *demander* à Dieu certaines faveurs pour soi ou pour les autres, que ce soit la guérison, une protection, de l'argent ou toute forme d'aide céleste. Beaucoup, même chez les non-croyants, se tournent vers la prière quand ils sont désespérés, qu'ils sont dans une situation d'extrême urgence, quand ils frôlent la mort. C'est très bien et ils ont raison de le faire mais il est dommage d'attendre de tels moment pour se souvenir que l'on peut toujours recevoir une aide des plans supérieurs.

Prier, ce n'est pas demander en premier lieu, c'est *offrir*. Bien entendu, Dieu, la Source, l'Etre primordial est tout, possède tout, Il ne lui manque rien. Alors que pouvez-vous Lui offrir ? Votre âme, votre cœur, votre esprit, votre foi, votre amour, votre confiance, votre vie. C'est votre libre choix et si vous choisissez de ne pas le faire, personne ne viendra vous les voler ou vous contraindre. Du moins personne venant des plans lumineux car pour ce qui est des forces obscures, c'est une tout autre histoire...

En priant, vous exposez votre âme à nue. Cela peut être intimidant au début mais sachez que de toutes façons vous ne pouvez rien cacher à l'Etre réel et suprême que vous êtes au fond. Rien, pas la moindre pensée. Vous ne pouvez pas tricher. Plus vous vous ouvrirez à la Source de tout amour, plus votre vie changera dans le bon sens, celui du plan divin. Plus vous chercherez à tout résoudre par vous-même, plus vous serez orgueilleux, plus vous mentirez aux autres et à vous-même et plus votre vie sera compliquée car il existe un plan parfait pour vous comme pour chacun et en marchant à côté du chemin prévu pour vous, vous risquez de vous égarer dans d'épaisses forêts de ronces.

Revenons au sujet principal de cet ouvrage, la peur. Nous avons vu que la racine de toute peur est la peur de la mort mais nous pouvons aller plus loin. D'où vient cette peur de la mort ? De notre sentiment de séparation de la Source, du fait de nous sentir petit, fragile et isolé dans un univers qui nous dépasse et nous menace en permanence. Il est impossible d'être en paix si vous n'êtes pas relié à l'Etre suprême et à votre âme, qui en est une émanation. Si vraiment vous voulez vous débarrasser de la peur, il n'y a qu'un seul moyen : donner à la Source la première place dans votre vie.

Et c'est cela que vous devriez offrir en premier lieu dans vos prières : *Source infinie, je t'offre mon âme et je te donne la première place dans ma vie.* C'est ainsi que vous entrez en communion avec Dieu. Alors seulement vous pouvez formuler vos demandes et exposer vos griefs et vos malheurs. Mais ce n'est en réalité même pas nécessaire car Dieu les connait déjà et sait exactement ce qui est le mieux pour vous.

Quand vous réussissez à entrer en communion avec la Source de tout ce qui est, que vous le ressentez profondément, même durant une brève seconde, vous éprouvez un sentiment tellement puissant que cela rejaillit sur tous les aspects de votre vie. Des miracles peuvent alors survenir, des situations bloquées depuis longtemps se débloquer soudainement, des guérisons se produire, des problèmes se résoudre. Mais ce n'est pas ce que vous devez rechercher en premier.

C'est pour cela que le premier des dix commandements bibliques est « *Tu n'auras pas d'autre Dieu que moi* » car là où est votre foi, votre espoir, là où se tourne votre regard pour trouver des solutions est votre Dieu. Peu importe que vous soyez athée ou non. L'homme a toujours un Dieu : c'est celui sur qui il compte pour vivre sa vie le mieux possible. De nos jours, dans nos sociétés dites humanistes et qui arborent fièrement de grands principes, le Dieu de l'homme est... lui-même, ou des instances supranationales, des gouvernements corrompus, la TV et tant d'autres choses. On voit le résultat.

Je vous conseille de vous tourner vers la Source, la seule et unique, directement. Quand tout le reste passera, Elle sera toujours là. Ainsi faisant vous bâtissez votre maison sur le roc et non pas sur le sable. Ce que je vous dis là n'a rien de religieux. Peu importe que vous ayez ou non une religion, que vous soyez catholique, musulmans, juif, athée, bouddhiste, shintoïste... Vous pouvez commencer de là où vous êtes et La laisser vous guider pour la suite.

Cela demande de l'humilité et du courage car il n'est pas facile pour certains d'admettre qu'ils ont besoin d'aide. Mais c'est le cas, nous avons tous besoin d'aide et si nous ne la demandons pas, nous ne l'obtiendrons pas, sauf dans certains cas exceptionnels, par exemple quand la vie est en jeu et que votre temps ici-bas n'est pas terminé.

Enfin, pour certains, prier est difficile car... ils ont peur. Peur d'admettre qu'ils se sont trompés, peur de s'éveiller, peur de tendre la main à une Puissance qu'on leur a appris à haïr, à rejeter ou à mépriser. Si c'est votre cas, ne serait-ce pas là un puissant exercice pour affronter cette peur ultime ?

Vous êtes le souverain de votre vie

« Ne sois pas le clou qui dépasse car c'est le premier à se prendre un coup de marteau »
Proverbe japonais

Contrairement à ce qu'une certaine propagande veut vous faire accroire, vous n'êtes pas un individu au service de la société, un simple pion dans un rouage qui vous dépasse, un élément au service de puissants sachant mieux que vous ce qui est bon pour vous-même, ce que vous devriez penser, dire ou faire. C'est l'intérêt de ceux qui cherchent à vous contrôler que de vous donner à penser cela mais vous êtes libre de l'accepter ou de le refuser.

Vous êtes en réalité un Etre divin et souverain, une manifestation de Dieu sous forme humaine, dans ce corps pour un temps donné mais dont l'âme est éternelle et dotée de toutes les qualités que la Source a placé en elle. C'est à vous et à vous seul de prendre les décisions en ce qui vous concerne et sur la façon de mener votre vie.

Nous arrivons à un moment de l'histoire où l'uniformisation du monde prend des allures de dictature. Chacun est censé avoir la même opinion, en particulier sur certains sujets, sous peine d'être taxé de tous les noms dont la novlangue affuble désormais le mal-pensant : complotiste, conspirationniste, facho et j'en passe. C'est une façon de tuer dans l'oeuf tout esprit critique.

Dans ce monde d'illusion et de mensonges permanents vous devez plus que jamais vous mettre à l'écoute de votre âme pour démêler le vrai du faux. Vous ne pouvez compter sur les médias, les experts, les sachants de tous poils dont le but premier est d'orienter votre pensée, vos croyances et au final votre comportement.

Personne n'a le droit de vous interdire d'explorer certains sujets ni bien sûr de vous imposer ses vues. Quand la peur ne suffit plus, quand les puissances dominantes ne parviennent plus à empêcher les gens de chercher par eux-mêmes la vérité, la répression s'abat.

C'est l'essence des régimes totalitaires : empêcher quiconque sort des clous de s'épanouir et d'être un exemple pour les masses endormies.

Car il n'est de contrôle possible que si chaque individu accepte le décorum qui lui est présenté et la plus grande peur de ceux qui ont le contrôle et qui cherchent à le garder est qu'une masse suffisante de gens s'éveillent, on pourrait même dire se réveillent. Si un nombre suffisant de personnes se souvenait tout d'un coup de qui ils sont réellement, s'en serait fini de toute forme de manipulation.

En effet, il est impossible d'être éveillé et soumis à la fois. C'est soit l'un, soit l'autre. Dans un monde futur, quand l'humanité aura suffisamment évolué pour arrêter de s'en remettre à d'autres pour savoir comment vivre, personne n'acceptera qu'on lui dicte sa conduite et il n'y en aura nul besoin. Un être éveillé est une bénédiction pour le monde et chacune de ses décisions profite à l'ensemble. Nul besoin de répression et de lois contraignantes pour cela.

Apprenez à écouter cette petite voix intérieure qui ne vous trompe jamais, donnez-lui carte blanche et suivez fidèlement ces conseils - si vous le souhaitez. En agissant ainsi, vous vous alignez avec votre âme et vous découvrez votre vraie mission de vie. Vous alignez vos buts humains sur les idéaux de votre âme et votre vie prend un sens nouveau.

Prenez l'habitude de parler à votre âme, à votre Conscience supérieure, demandez-lui conseil. Au début, vous n'entendrez peut-être rien mais au bout de quelques temps vous capterez ses messages et plus vous le ferez, plus ils seront clairs et fréquents. Dès lors, plus personne ne pourra vous berner, vous mentir ou vous manipuler.

Si vous êtes assez téméraire pour suivre tout ce qu'elle vous recommande de faire, vous changerez rapidement et radicalement de vie et pas forcément dans le sens que vous aviez prévu au départ... Il s'agit de savoir si vous voulez vivre pour vous, selon les caprices de votre ego et les désirs sans fin de votre mental ou si vous voulez vous aligner sur le plan parfait du divin pour vous... et pour Lui.

Quand l'homme se coupe de toute transcendance, quand il oublie d'honorer chaque jour Celui qui l'a envoyé sur Terre et qui correspond à son Être profond, il s'égare. Le monde que nous voyons aujourd'hui et qui ressemble de plus en plus à un purgatoire pour ne pas dire un enfer en est le résultat. N'attendez pas qu'un « sauveur » débarque du ciel subitement pour vous emmener je ne sais où. C'est à vous, ici et maintenant, d'amener la lumière sur Terre.

Devenez un canal parfait du divin, faites-en votre prière quotidienne et non seulement votre vie s'orientera dans le sens prévu pour vous mais vous deviendrez une bénédiction pour le monde. Note rôle ici-bas n'est pas de nous échapper de la matrice et du monde de la matière mais d'y apporter la Conscience supérieure afin d'y faire disparaitre le Mal et les ombres qu'il projette, comme le soleil du matin dissipe la rosée et fait fondre la nuit.

Epilogue: s'affranchir des ombres

« Jamais le soleil ne voit l'ombre. »
Léonard De Vinci

J'ai essayé à travers ce court ouvrage d'identifier les principales peurs qui enserrent l'être humain et le maintiennent sous le contrôle et la domination d'une poignée d'élites. Je n'ai pas la prétention d'avoir dressé un tableau exhaustif de la peur et de ses remèdes. Cet essai n'est pas un traité de psychologie. J'ai simplement tenté de jeté les bases d'un éveil afin que vous puissiez déchirer le voile et comprendre ce qui se trame dans le monde.

Ceux qui entretiennent nos peurs s'en servent pour nous diviser et nous isoler et force est de constater qu'ils y parviennent malheureusement trop souvent. La période sombre qui s'annonce va accélérer la distance entre les êtres au sein même des familles, des amis, des collègues de travail. Nous vivons les temps apocalyptiques prédits depuis longtemps. C'est à vous de faire votre choix au milieu de ce marasme mais il vaut mieux le faire en conscience, pas en étant manipulé.

Quoi que vous choisissiez, sachez que rien n'est perdu et que toute expérience sert l'Esprit suprême. Si vous avez des périodes de doutes voire de désespoir, il vous faut vous rappeler qu'au final, tout sert la lumière. Retenez simplement une chose : personne ne peut vous imposer ce que vous ne voulez pas. L'arme de l'ombre est la peur exprimée sous forme de menaces, de répressions, de privation de droits et de libertés, d'amendes, de peines de prison. Mais au final vous n'êtes pas obligé de succomber devant ces menaces.

Quand vous vous en remettez à la Conscience supérieure pour guider et mener votre vie, plus rien ne peut vous atteindre réellement. Vous pouvez certes passer par des phases difficiles mais vous vous tenez debout, libre et conscient au milieu de la folie ambiante. Vous n'êtes plus pris dans la masse, vous vous extirpez des foules hypnotisées pour affirmer votre Être et votre liberté, qui sont un droit divin.

Avec la crise médiatico-sanitaire que nous connaissons depuis fin 2019, c'est le monde ancien qui s'écroule sous nos yeux. Un projet de société Orwellien est en train de se mettre en place sous nos yeux, exclusivement basé sur notre consentement, consentement lui-même obtenu par la peur.

Mais la bonne nouvelle est que ce moment était prévu de longue date non par ceux qui tirent les ficelles de cette machination, mais par la Source elle-même. Pourquoi ? Pour nous faire faire un saut quantique, un bond radical dans notre évolution et notre rapport au monde. Confortablement installés dans notre confort, nous n'aurions jamais pu, ou bien plus difficilement nous souvenir de qui nous sommes et de pourquoi nous sommes ici.

A présent, les choses vont être plus claires. Chacun dans un avenir proche devra choisir la voie qu'il veut emprunter : la soumission ou le réveil. Il s'agit d'un sursaut tel que l'humanité n'en a jamais connu depuis l'aube des temps et qui porte en lui d'immenses possibilités. Vous ne pouvez pas forcer les autres à s'éveiller. Le mieux que vous puissiez faire est d'être un exemple, un modèle de personne intègre, un phare dans la nuit, un indice dans le rêve collectif qui recouvre le monde telle une chape de plomb.

Etes-vous prêt à suivre le lapin blanc ? Revoyez Matrix. Les illusions sont partout. Les grands architectes de la matrice dans laquelle nous évoluons présentement ont eux-mêmes une grande peur : que nous nous éveillions à la Réalité, que nous redécouvrions qui nous sommes réellement et de quoi nous sommes capables, que nous abandonnions le jeu qu'ils ont mis en place et que nous nous échappions de la toile dans laquelle nous sommes pour beaucoup prisonniers.

C'est ce qui se joue en ce moment sur Terre. Nous arrivons très bientôt au dénouement du film et personne ne peut prédire avec précision ce qu'il se passera dans les années à venir. Mais nous connaissons la fin ultime : la chute de Babylone et l'avènement d'un nouvel âge d'or. Voulez-vous en faire partie ? Si oui, laissez tomber toutes vos conceptions et vos certitudes, soyez prêt à lâcher tout ce que vous possédez et à laisser partir d'anciennes relations.

Ne permettez pas qu'on vous prive de la liberté de faire vos propres choix et n'imposez pas non plus vos vues et vos choix aux autres, sauf pour vos enfants et ceux qui ne peuvent plus faire de choix éclairés consciemment.

Du tumulte et du chaos sortira bientôt une grande lumière. Peu de gens ont la capacité d'emprunter la voie étroite. Un tri est en train de se faire à l'échelle humaine à travers cette crise. Il y a ceux qui sont prêts, le petit nombre, et les autres. Ceux qui ne sont pas prêts à s'éveiller continueront leur évolution et auront un jour à affronter et à se libérer de leurs peurs, car il n'y a pas d'autres moyens pour sortir de la matrice.

Nous ne pouvons sortir de la Création. Nous ne pouvons que choisir le décor dans lequel nous souhaitons évoluer.

C'est déjà beaucoup.